Sandrine Gabet-Pujol

Petit cahier d'exercices

pour réguler son poids selon les thérapies comportementales et cognitives (TCC)

Illustrations Sophie Lambda

jouvence
EDITIONS

Dans la même collection PETIT CAHIER

Petit cahier d'exercices d'acceptation de son corps, Anne Marrez & Maggie Oda, 2014

Petit cahier d'exercices d'efficacité personnelle, Yves-Alexandre Thalmann, 2014

Petit cahier d'exercices de gestion des conflits, Patrice Ras, 2014

Petit cahier d'exercices pour être Sexy, Zen et Happy, Christine Michaud, 2014

Petit cahier d'exercices pour évoluer grâce aux personnes difficiles, Anne van Stappen, 2013

Petit cahier d'exercices du pardon selon Ho'oponopono, Jean Graciet, 2013

Petit cahier d'exercices pour soulager les blessures du cœur, Colette Portelance, 2013

Petit cahier d'exercices pour identifier les blessures du cœur, Colette Portelance, 2013

Petit cahier d'exercices pour pratiquer Ho'oponopono, Maria Elisa Hurtado-Graciet, 2013

Petit cahier d'exercices des fabuleux pouvoirs de la générosité, Yves-Alexandre Thalmann, 2013

Petit cahier d'exercices de la psychologie positive, Yves-Alexandre Thalmann, 2012

Catalogue gratuit sur simple demande

ÉDITIONS JOUVENCE
BP 90107 – 74161 Saint-Julien-en-Genevois Cedex
Suisse : CP 89 – 1226 Thônex (Genève)
Internet : www.editions-jouvence.com
Mail : info@editions-jouvence.com

ISBN 978-2-88911-533-4
Couverture : Éditions Jouvence
Mise en page : Thomas Schencker & Stéphanie Roze
Dessins de couverture et intérieurs : Sophie Lambda

Introduction

Qu'est-ce qui permet de réguler le poids?

- Un régime?
- du sport?
- manger 5 fruits et légumes par jour?

Au fond, ***rien de tout cela.***

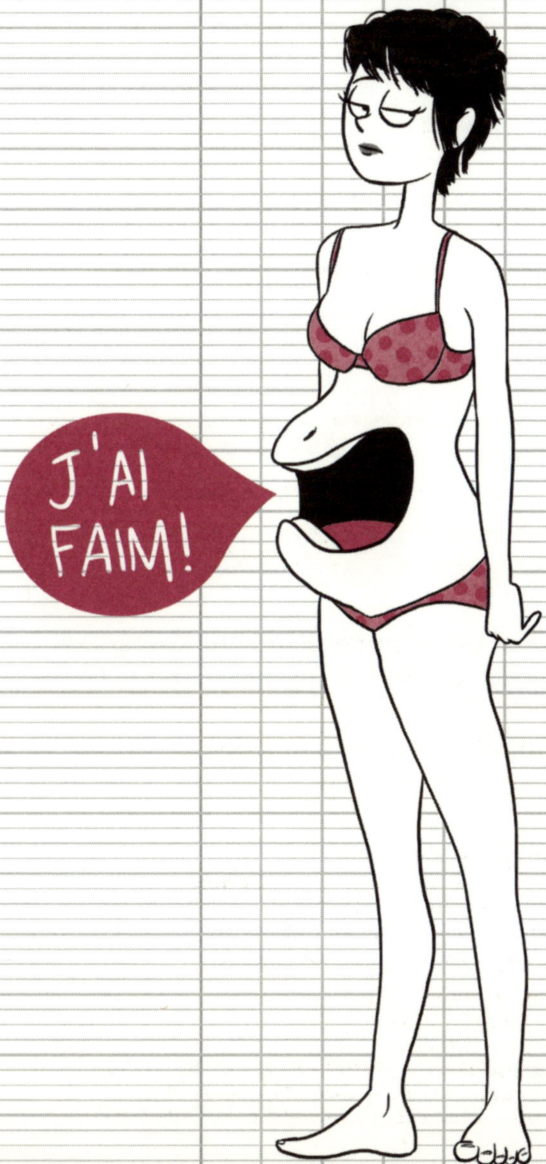

C'est la faim qui permet de réguler le poids.

Voici quelques exercices pour réguler votre poids si vous êtes en surpoids.

La faim

La faim est la sensation physique traduisant le besoin de manger. Et vous, quels sont vos propres signaux de la faim?

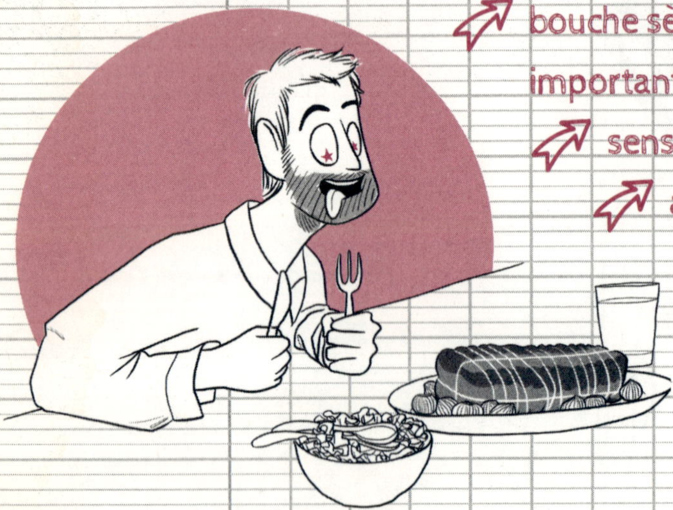

- bouche sèche ou au contraire salivation importante?
- sensations dans la gorge?
- acidité dans l'œsophage?
- gargouillement dans l'estomac?
- sensations de ventre vide, crampes? etc.

Si vous ne ressentez rien de tout cela, je vous propose de faire l'expérience de la faim selon le protocole suivant :

1. Supprimer le petit déjeuner, éventuellement le déjeuner, pendant 4 jours (conserver une boisson chaude).

2. Prévoir une collation de votre choix.

3. Consommer la collation dans la matinée, éventuellement dans l'après-midi, en cas de faim seulement.

4. Au terme de ces 4 jours, se servir de la faim : elle sert d'indicateur au quotidien pour réguler votre poids, alors attendez de la ressentir avant de manger.

	Heure d'apparition de la faim	Temps d'attente	Noter la faim de 1 à 10/ Décrire les signaux de la faim (comment sont-ils supportés ?)	Nature de la collation/ du repas.	Heure du repas suivant
JOUR 1					
JOUR 2					
JOUR 3					
JOUR 4					

Vos commentaires sur l'expérience de la faim :

....

....

....

Lorsque vous ressentez LA FAIM physique,

c'est le feu vert de votre organisme.

MANGEZ !!!

Les kilocalories seront brûlées par votre corps pour assurer votre métabolisme de base (dépenses énergétiques permettant de maintenir vos fonctions vitales, votre température interne à 37 °C, etc.).

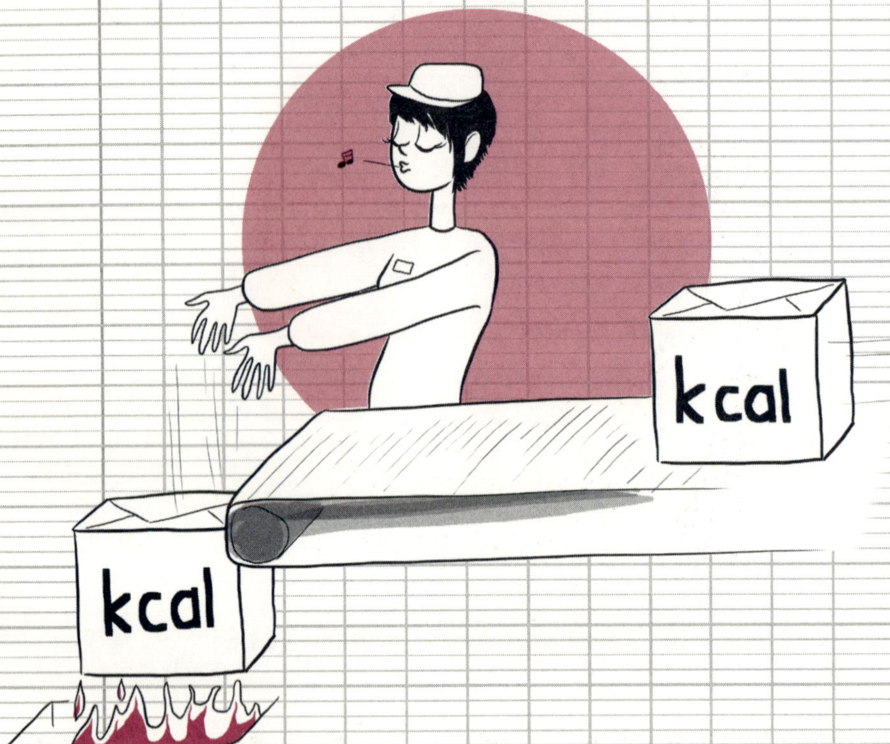

Le tout n'est pas de s'affamer, mais de ressentir la faim juste avant de manger.

Il est donc important de différencier **la sensation de faim physique** de **l'envie de manger**.

LA SATIÉTÉ

À l'inverse, lorsque vous ressentez **la satiété**, cette sensation de bien-être au moment du repas où la faim disparaît (bien avant de se sentir « lourd »), c'est le feu rouge de votre organisme, qui n'est plus en mesure de brûler les calories ingérées.

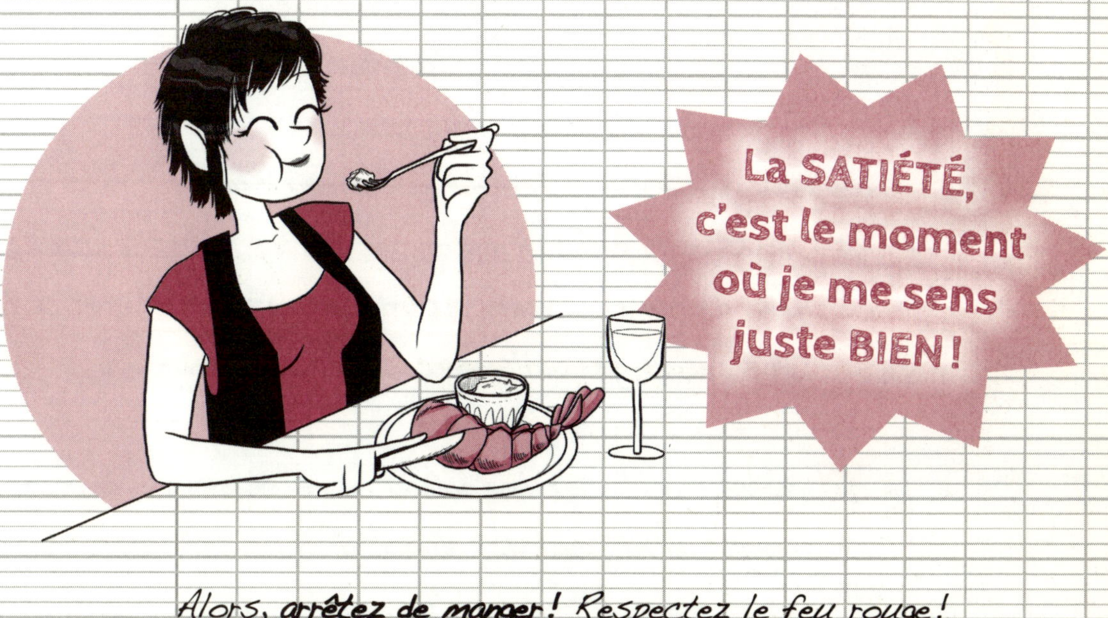
La SATIÉTÉ, c'est le moment où je me sens juste BIEN !

Alors, **arrêtez de manger !** Respectez le feu rouge !
Si vous dépassez la satiété, que vous vous sentez lourd, votre organisme, qui ne peut plus brûler les calories ingérées, va donc commencer à stocker celles que vous continuez à lui apporter dans vos cellules adipeuses (tissus gras).

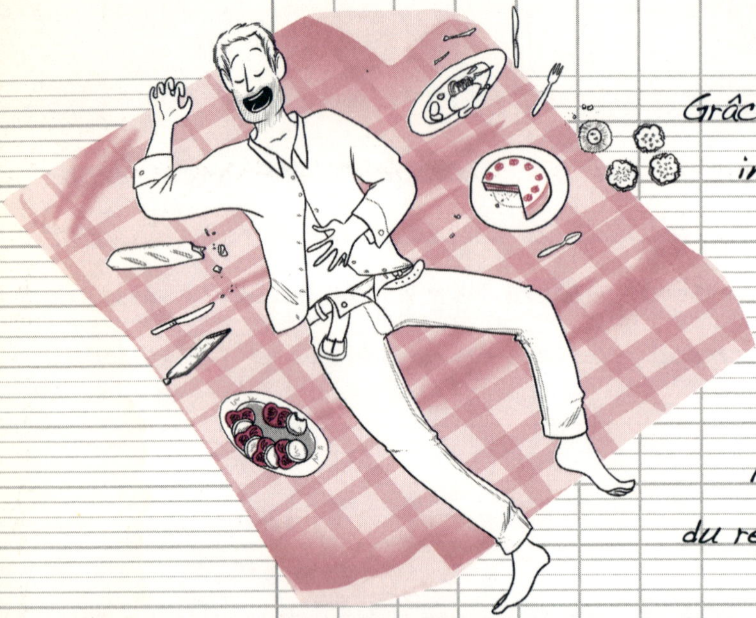

Grâce à l'expérience suivante intitulée **«Ma bonne faim»**, vous allez pouvoir ressentir les différentes étapes de la faim, la satiété et l'impact de celle-ci sur la prise alimentaire et le vécu du repas.

Je vous propose de remplir le tableau suivant:

- **vous vous levez le matin, vous vous hydratez (café, thé, jus d'orange) et vous attendez de ressentir la petite faim, des petits gargouillements le premier jour (J1);**

- **vous remplissez le tableau avant de manger puis continuez votre journée alimentaire normalement. Ensuite, vous pouvez tester votre moyenne faim le second jour (J2);**

- **et la grande faim le troisième jour (J3), en suivant le même protocole.**

Expérience: Ma bonne faim

Un maximum de plaisir pour un minimum de désagrément!

	Ma bonne faim
Intensité (1 à 10)	
Petite / Moyenne / Grande	
Heure d'apparition de la faim	
Temps d'attente	
Décrire les signaux physiques de la faim (Niveau d'inconfort de 1 à 10)	
Décrire les effets psychologiques de la faim (Niveau d'inconfort de 1 à 10)	
Conséquences sur le déroulement du repas (Niveau d'inconfort de 1 à 10)	Vitesse d'ingestion: ……… Plaisir alimentaire: ……… Attention au goût: ……… Perception de la satiété: ……… Respect de la satiété: ………

Notez vos remarques : **qu'en déduisez-vous, en ce qui concerne votre propre fonctionnement ?**

....

....

....

....

....

....

....

....

....

....

Ma bonne faim se situe entre : ....(de 1 à 10).

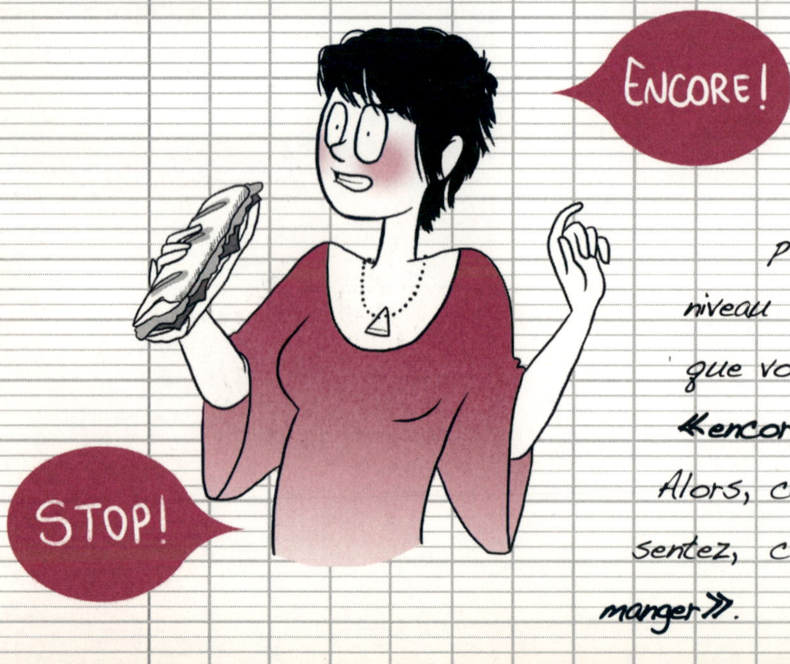

Si vous n'avez plus faim (au niveau du ventre), mais que votre tête vous dit **«encore!»**.

Alors, ce que vous ressentez, c'est **«l'envie de manger»**.

AUTO-OBSERVATION DU COMPORTEMENT ALIMENTAIRE

Pourquoi ne pas vous observer vous-même, quelques jours, pour décoder vos moments de faim, de satiété et d'envie? Et comprendre ainsi comment vous vous comportez au quotidien?

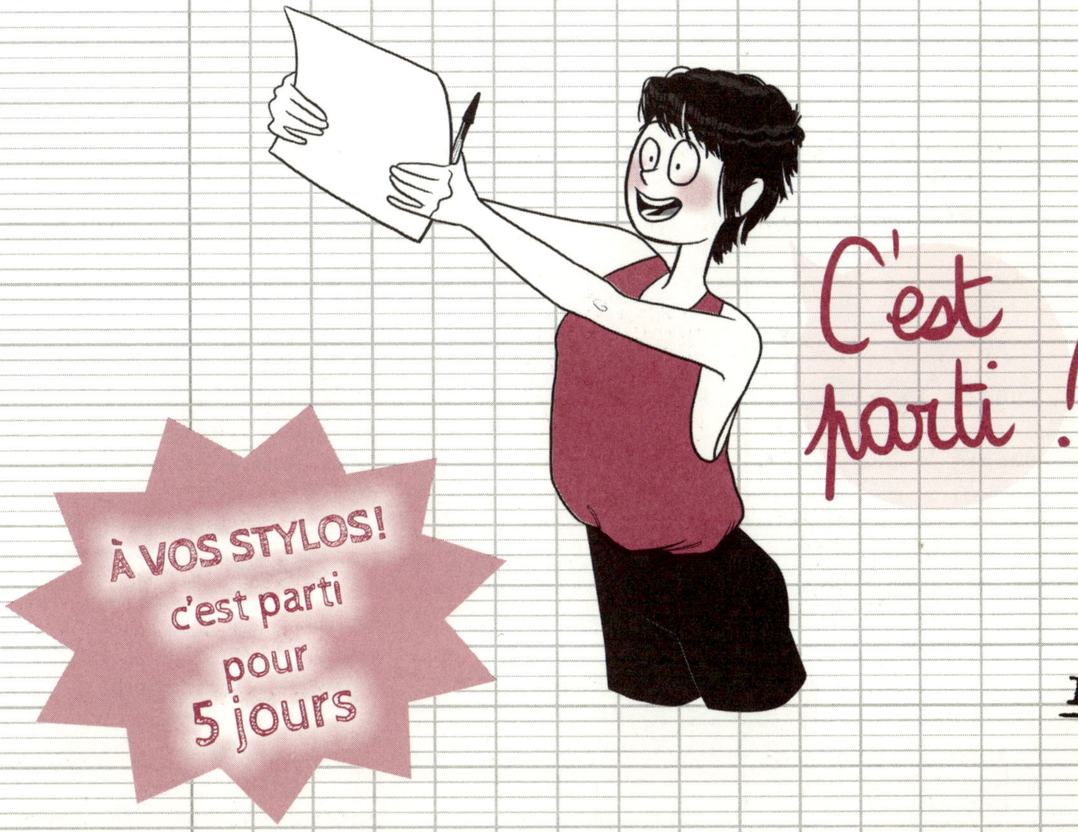

C'est parti !
À VOS STYLOS!
c'est parti
pour
5 jours

Expérience : Mon carnet alimentaire

Voici un exemple du carnet alimentaire que vous allez tenir durant les 5 prochains jours.

HEURE ? LIEU ? AVEC QUI ? EN FAISANT QUOI ?	QUOI ET COMBIEN ?	COMMENTAIRES (faim, satiété, envies de manger ; situations ou personnes qui vous incitent à manger plus)
Lundi matin, 7 h 30 À la maison avec mon conjoint.	Thé ½ baguette + 1 c. à c. de confiture 1 fromage blanc 1 jus de fruits	Faim. Pas assez mangé. J'aurais bien pris plus de pain.
Lundi déjeuner, 12 h 30 Au self, seule.	2 filets de colin 5 c. à s. de riz 1 yaourt 1 compote	J'ai faim. Je n'avais plus faim après mon plat. J'aurais préféré prendre une tarte. Le yaourt et la compote étaient de trop.
Lundi, 17 h 30 Au bureau, pot de départ d'une collègue.	1 coupe de champagne Plusieurs petits-fours	Je n'avais pas faim mais ils me faisaient envie. J'ai mangé en discutant. Je ne sais plus combien j'en ai pris, mais c'était trop.
Lundi dîner, 20 h À la maison, à table, avec mon mari et mes enfants. Devant la télévision.	1 aile de poulet 4 petites pommes de terre sautées Salade verte + 2 c. à c. d'huile d'olive 1 boule de sorbet framboise.	Je n'avais vraiment pas faim, mais j'ai mangé quand même. Je termine mon assiette. Je me sens lourde. J'ai trop mangé.

Note : ce tableau utilisé à titre d'exemple a été rempli par un patient

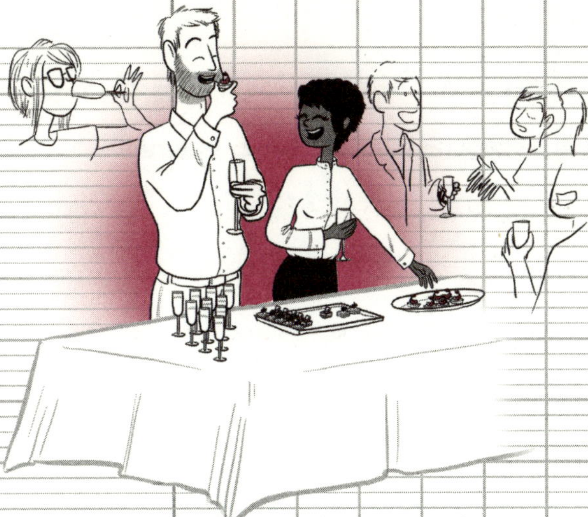

Heure, lieu, avec qui, en faisant quoi?

Si vous menez une autre activité en même temps que vous mangez, précisez laquelle: lecture, télévision, radio, travail, etc.

Quoi et combien?

Indiquez les quantités de nourriture dans l'unité de votre choix: grammes, litres, centimètres, bols, cuillères à soupe, cuillères à café, tranches, paquets...

Commentaires

Avant de manger, avez-vous faim ou bien mangez-vous parfois sans faim?

Après avoir mangé, avez-vous l'impression d'être correctement rassasié, d'avoir trop mangé ou pas assez mangé?

Avez-vous des envies de manger que vous n'avez pas satisfaites?

Vous pouvez réaliser que vous mangez trop (sans faim, ou au-delà de la faim) dans certaines circonstances, essayez de les préciser :

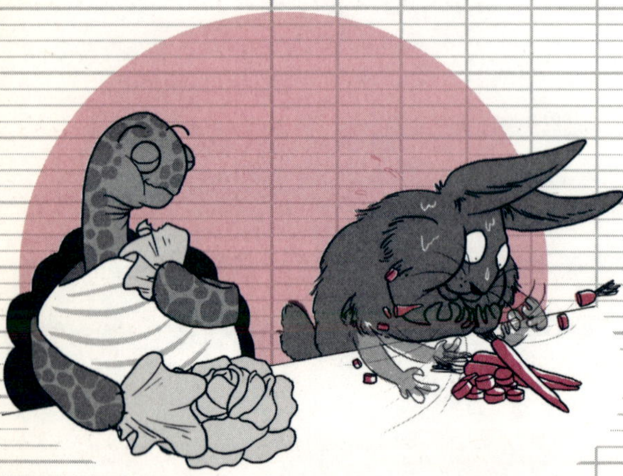

Recommandations pour manger mieux :

- MANGER SANS AUTRE ACTIVTÉ
- MANGER PLUS LENTEMENT

LE "SET POINT" OU POIDS D'ÉQUILIBRE

Il se peut qu'arrivé à cette étape de la prise en charge, vous vous questionniez : « Comment vais-je réguler mon poids ? Peut-il vraiment s'équilibrer si je mange quand j'ai faim et que je m'arrête à satiété ? »

Faisons un peu de biologie pour y voir plus clair !

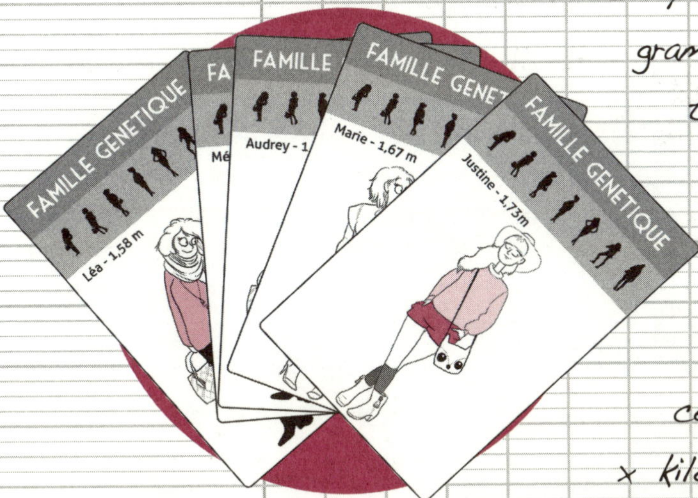

Notre patrimoine génétique nous programme pour mesurer une certaine taille à l'âge adulte (hormis vos talons, mesdames, rien ne peut l'influencer !).

Nous sommes également programmés pour avoir une certaine composition corporelle : x kilos de muscles, y kilos d'os, z kilos de graisse. Mais notre comportement alimentaire peut influer sur notre poids et nous amener au-dessus ou en dessous du set point.

- Donc, si vous êtes **en dessous de votre set point**, vous ressentirez davantage la faim, car votre organisme réclame des calories pour revenir à son set point.

- Inversement, si vous êtes **au-dessus de votre set point**, vous aurez peu faim et la satiété apparaîtra très vite de manière à ce que vous mangiez moins et que votre organisme puisse revenir à son set point.

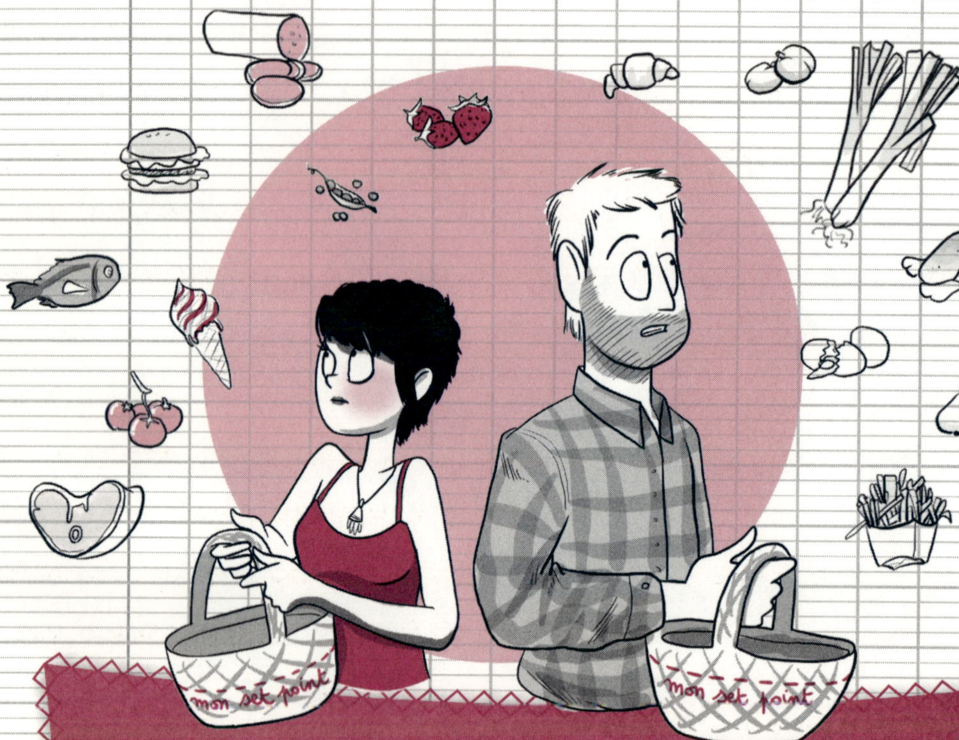

L'OBJECTIF : mangez selon votre besoin, en écoutant votre faim et en respectant votre satiété, pour atteindre ce set point, le poids d'équilibre pour lequel vous êtes génétiquement programmé.

Vous comprendrez bien qu'en réalité, ce n'est pas moi qui vais décider de votre poids, ni vous d'ailleurs, puisqu'il est génétiquement programmé.

Comment définir son set point ?

C'est le poids que vous avez gardé stable le plus longtemps dans votre vie sans être au régime, sans troubles du comportement alimentaire, sans compulsions. C'est le poids que vous avez gardé stable plusieurs années, en vivant normalement.

Quelques notions sur votre set point

Si vous ne ressentez jamais la faim, c'est très positif ! Cela signifie que vous êtes au-dessus de votre poids d'équilibre, et donc, lorsque vous allez attendre systématiquement de ressentir la faim physique avant de manger, vous pourrez amorcer la perte de poids.
Ainsi, en mangeant selon vos besoins, vous atteindrez le poids d'équilibre pour lequel vous êtes génétiquement programmé.

Vous allez pouvoir manger quand vous ressentez la faim physique et vous arrêter à satiété afin d'assurer votre métabolisme de base, et donc démarrer la perte de poids pour revenir à votre set point.

Reprenez donc votre carnet alimentaire et vérifiez que lors de chaque prise alimentaire, vous ressentez bien la sensation de faim physique au préalable. Si ce n'est pas le cas, reprenez l'expérience du carnet et attendez de ressentir la faim avant de manger.

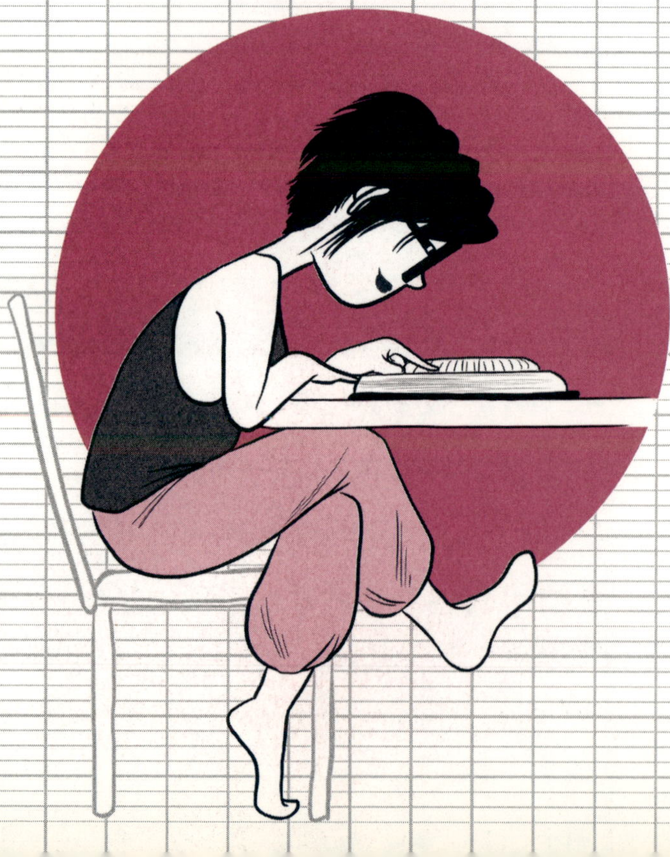

LES ENVIES

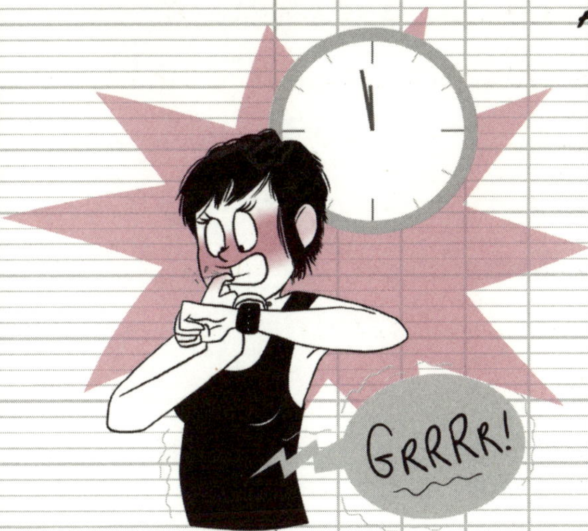

Ai-je réellement faim ou bien ai-je juste envie de manger «parce que c'est l'heure»?

Quels aliments me font le plus envie (chocolat, bonbons, biscuits, charcuterie)?

Comment vais-je gérer ma prise alimentaire face à tout ce choix?

Mais, et les envies?!

Vous vous demandez comment gérer les ENVIES de manger lorsque vous n'avez pas forcément faim. Alors, laissez-vous délicieusement guider dans le travail sensoriel que je vous propose maintenant!

Expérience: Protocole de dégustation

Le fromage

Que pensez-vous du fromage?

En général?

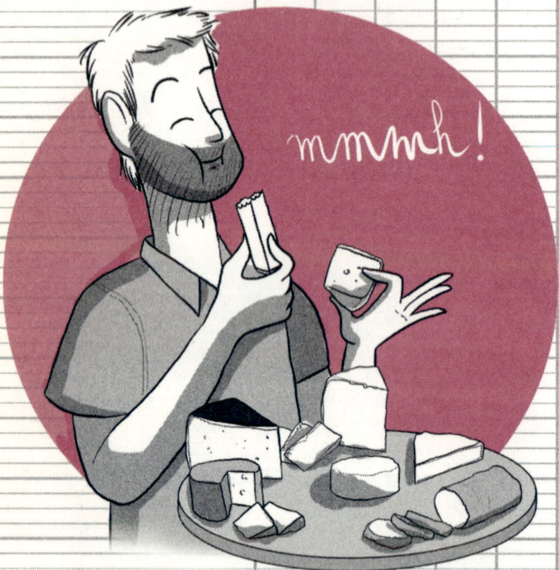

En ce qui vous concerne?

Lequel avez-vous choisi?

Feuille de dégustation

Avant la dégustation (sur une échelle de 1 à 10, où vous positionnez-vous ?) :

FAIM : 1 2 3 4 5 6 7 8 9 10

ENVIE DE MANGER : 1 2 3 4 5 6 7 8 9 10

ANXIÉTÉ : 1 2 3 4 5 6 7 8 9 10

La vue :

Regarder et décrire la croûte et l'intérieur.

Couleur :

- ☐ Jaune pâle
- ☐ Vieil ivoire
- ☐ Blanc cassé
- ☐ Orange
- ☐ Brique
- ☐ Gris

Aspect :

- de la croûte :
  - ☐ Veloutée
  - ☐ Duveteuse
  - ☐ Alvéolée
  - ☐ Cannelée
  - ☐ Poudrée
- de l'intérieur :
  - ☐ Lisse
  - ☐ Grumeleux
  - ☐ Moelleux
  - ☐ Mou
  - ☐ Dur
  - ☐ Brillant

Le toucher :

Toucher l'aliment avec les doigts et dans la bouche apprécier :

La texture :

- l'élasticité :
  - ☐ élastique
  - ☐ souple
- la fermeté :
  - ☐ dur
  - ☐ mou
- la microstructure :
  - ☐ lisse
  - ☐ farineuse
  - ☐ granuleuse
  - ☐ fine
- l'onctuosité :
  - ☐ sec
  - ☐ onctueux
  - ☐ gras
  - ☐ râpeux
- la friabilité :
  - ☐ fondant
  - ☐ friable
- l'adhésivité :
  - ☐ collant
  - ☐ non collant

La température :

- ☐ à température ambiante
- ☐ chaud
- ☐ froid
- ☐ tiède
- ☐ frais

L'ODORAT :

Sans mettre dans la bouche, sentir les odeurs du fromage :

- ☐ odeurs animales (laine, fumier…)
- ☐ fruitées
- ☐ épicées
- ☐ boisées
- ☐ torréfiées
- ☐ empyreumatiques
- ☐ odeurs lactiques (lait concentré, crème…)
- ☐ odeurs végétales
- ☐ terreuses
- ☐ marines
- ☐ noisette
- ☐ vanille
- ☐ champignon
- ☐ châtaigne
- ☐ ananas
- ☐ navet
- ☐ chou-fleur
- ☐ anis
- ☐ noix
- ☐ algue
- ☐ odeurs chimiques (ammoniac…)
- ☐ odeurs culinaires (biscuit, vinaigre…)
- ☐ crayon taillé

LE GOÛT :

Il se compose des saveurs (sucré, salé, amer, acide) et des arômes.

Définir les saveurs :

- ☐ salé
- ☐ sucré
- ☐ acide
- ☐ amer

(se pincer le nez pour éviter les arômes et se concentrer sur les saveurs)

Noter aussi le niveau d'intensité du goût :

- ☐ peu acide
- ☐ acide
- ☐ très acide

Sensations trigéminales :

- ☐ piquant
- ☐ brûlant
- ☐ frais
- ☐ mentholé
- ☐ astringent (sécheresse)...

Le souvenir éventuel lié à cette odeur, à quoi cela vous fait-il penser ? :

....

....

Sentir les arômes en bouche et les noter ici (même liste que pour les odeurs) :

☐ odeurs animales (laine, fumier...)
☐ fruitées
☐ épicées
☐ boisées
☐ torréfiées
☐ empyreumatiques
☐ lactiques (lait concentré, crème...)
☐ végétales
☐ terreuses
☐ marines
☐ noisette
☐ vanille
☐ champignon
☐ châtaigne
☐ ananas
☐ navet
☐ chou-fleur
☐ anis
☐ noix
☐ algue
☐ chimiques (ammoniac...)
☐ culinaires (biscuit, vinaigre...)
☐ crayon taillé

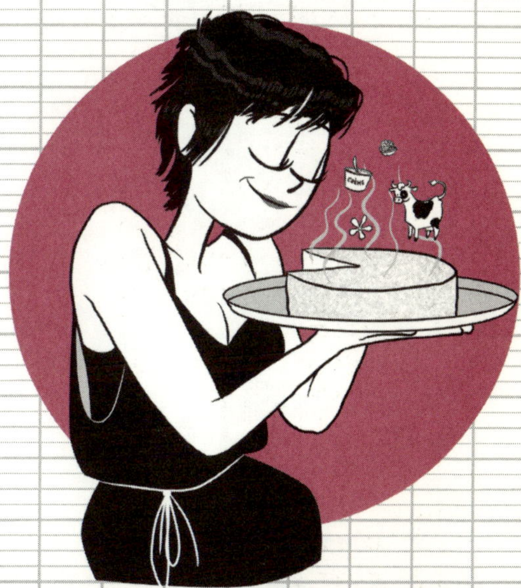

Feuille de dégustation

Après la dégustation (sur une échelle de 1 à 10, où vous positionnez-vous ?) :

FAIM : 1 2 3 4 5 6 7 8 9 10

ENVIE DE MANGER : 1 2 3 4 5 6 7 8 9 10

ANXIÉTÉ : 1 2 3 4 5 6 7 8 9 10

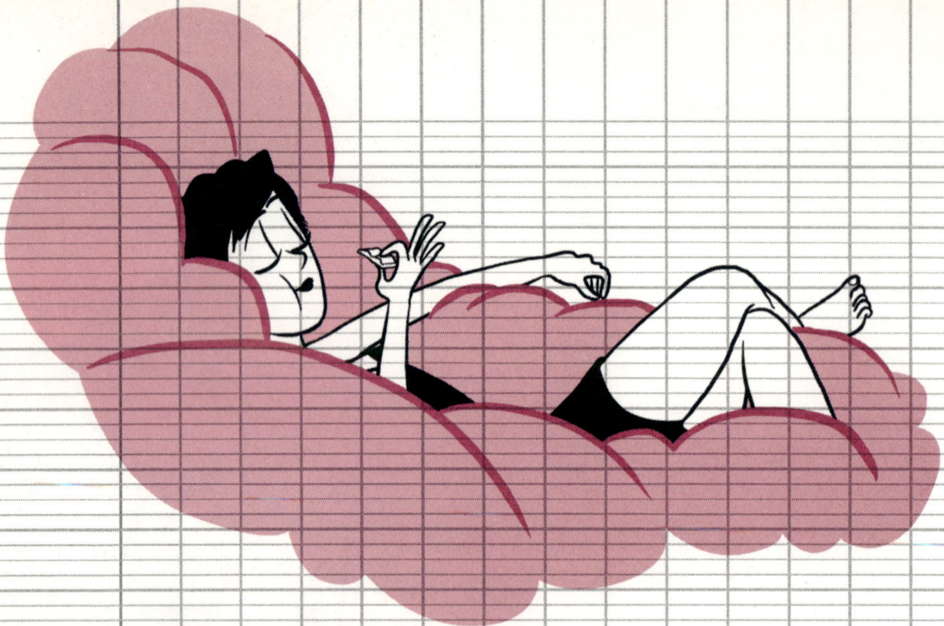

Le chocolat

Que pensez-vous du chocolat?

En général?

En ce qui vous concerne?

Lequel avez-vous choisi?

Feuille de dégustation

Avant la dégustation (sur une échelle de 1 à 10, où vous positionnez-vous ?) :

FAIM : 1 2 3 4 5 6 7 8 9 10

ENVIE DE MANGER : 1 2 3 4 5 6 7 8 9 10

ANXIÉTÉ : 1 2 3 4 5 6 7 8 9 10

LA VUE :

Regarder l'aspect du chocolat.

Couleur :

- ☐ marron bleuté
- ☐ orangé
- ☐ très foncé
- ☐ peu foncé

Aspect, texture :

- ☐ lisse
- ☐ rugueux
- ☐ brillant
- ☐ poudré
- ☐ traces de doigts
- ☐ motifs

Forme :

- ☐ carré
- ☐ irrégulier
- ☐ régulier

LE TOUCHER :

Toucher le chocolat avec les doigts :

La texture :

- ☐ lisse
- ☐ râpeux
- ☐ fondant
- ☐ collant

La température :

- ☐ froid
- ☐ chaud
- ☐ à température ambiante

L'ODORAT :

Sans mettre dans la bouche, sentir les odeurs du chocolat pour distinguer les différents arômes :
LE SOUVENIR : les souvenirs éventuels liés à cet arôme

- ☐ Brûlé
- ☐ Torréfié
- ☐ Fumé
- ☐ Terre
- ☐ Foin
- ☐ Fruit rouge
- ☐ Orange confite
- ☐ Confiture
- ☐ Banane flambée
- ☐ Miel
- ☐ Poivré
- ☐ Cannelle
- ☐ Vanille
- ☐ Figue sèche
- ☐ Raisin sec

- ☐ Amande
- ☐ Noisette
- ☐ Noisette grillée
- ☐ Noix
- ☐ Cacahuète
- ☐ Noix de coco
- ☐ Lait
- ☐ Beurre
- ☐ Caramel
- ☐ Biscuit
- ☐ Brioche
- ☐ Odeurs animales
- ☐ Cuir
- ☐ Tabac à pipe
- ☐ Alcool

- ☐ Café
- ☐ Violette
- ☐ Fleur d'oranger
- ☐ Praline
- ☐ Autres arômes que vous semblez reconnaître :

....

....

....

....

....

Sentir les arômes du chocolat, à quoi cela vous fait-il penser ? :

....

....

....

....

....

....

....

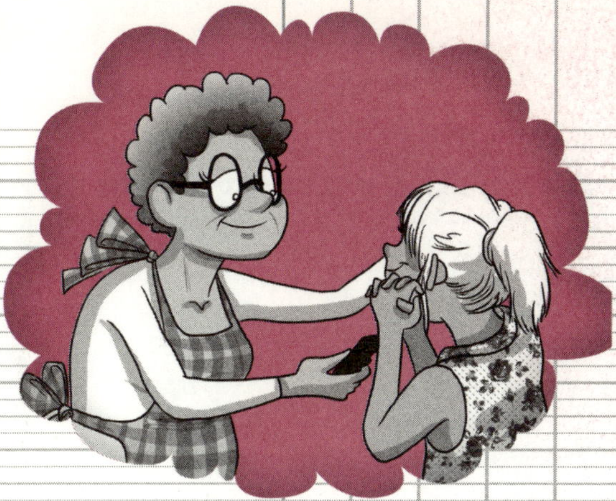

La texture en bouche :

- ☐ lisse
- ☐ râpeux
- ☐ fondant, température (froid, à température ambiante), collant…

LE GOÛT :

Définir le goût du chocolat :

- ☐ salé
- ☐ sucré
- ☐ acide
- ☐ amer

(se pincer le nez pour éviter les arômes et se concentrer sur le goût)

Noter aussi le niveau d'intensité du goût :

- ☐ peu acide
- ☐ acide
- ☐ très acide

Sensations trigéminales :

- ☐ astringent
- ☐ rugueux
- ☐ râpeux
- ☐ asséchant
- ☐ frais
- ☐ brûlant
- ☐ piquant

Sentir les arômes du chocolat en bouche et les noter ici (même liste que pour les odeurs) :

....

....

....

....

....

....

....

....

....

....

....

....

....

....

Liste d'arômes pour vous inspirer dans votre description des différents types de chocolats :

- ☐ Fumé
- ☐ Terre
- ☐ Foin
- ☐ Caramel
- ☐ Beurre
- ☐ Confiture
- ☐ Odeurs animales
- ☐ Cuir
- ☐ Noix
- ☐ Cannelle
- ☐ Vanille
- ☐ Figue sèche
- ☐ Raisin sec
- ☐ Amande
- ☐ Noisette
- ☐ Noisette grillée
- ☐ Praline
- ☐ Cacahuète
- ☐ Noix de coco
- ☐ Brûlé
- ☐ Torréfié
- ☐ Baies rouges
- ☐ Orange confite
- ☐ Fleur d'oranger
- ☐ Brioche
- ☐ Banane flambée
- ☐ Lait
- ☐ Miel
- ☐ Tabac à pipe
- ☐ Alcool
- ☐ Poivré
- ☐ Violette
- ☐ Cerise
- ☐ Biscuit
- ☐ Café

Feuille de dégustation

Après la dégustation (sur une échelle de 1 à 10, où vous positionnez-vous ?) :

FAIM : 1 2 3 4 5 6 7 8 9 10

ENVIE DE MANGER : 1 2 3 4 5 6 7 8 9 10

ANXIÉTÉ : 1 2 3 4 5 6 7 8 9 10

Avez-vous constaté que, lorsque vous prenez le temps de déguster un aliment, l'envie de manger diminue ?

Avez-vous constaté que vous en avez consommé moins que d'habitude ?

Un peu de neurosciences

Lorsque vous stimulez l'ensemble de vos cinq sens autour d'un aliment particulièrement à votre goût, votre cerveau réagit en synthétisant suffisamment de dopamine (hormone du plaisir) pour saturer tous les récepteurs dopaminergiques, ce qui procure une sensation de bien-être particulièrement agréable et relaxante.

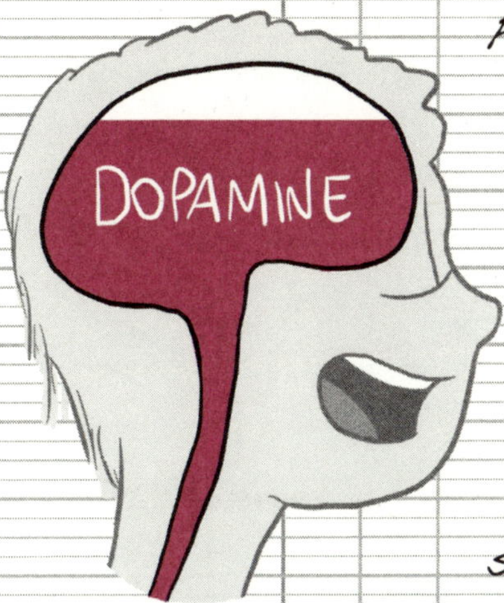

À l'inverse, si vous ne stimulez pas vos papilles, votre odorat, etc., parce que vous mangez en faisant autre chose (en regardant la télé par exemple), votre cerveau ne va synthétiser que très peu de dopamine, et l'envie de manger sera encore présente. Vous risquez donc de vous resservir et de consommer beaucoup de calories, sans atteindre la satisfaction.

Donc, pour gérer une envie de manger, c'est simple : DÉGUSTEZ !

Lorsque vous avez géré votre envie de manger, vous pouvez attendre que la sensation de faim apparaisse à nouveau (le feu vert de votre organisme qui est prêt à brûler de nouvelles kilocalories) avant de remanger.

Pour être en bonne santé physique et mentale, pour peser le juste poids et répondre à ses besoins énergétiques (en vitamines, minéraux, nutriments) et émotionnels, il est nécessaire de s'écouter.

Continuons le parcours.

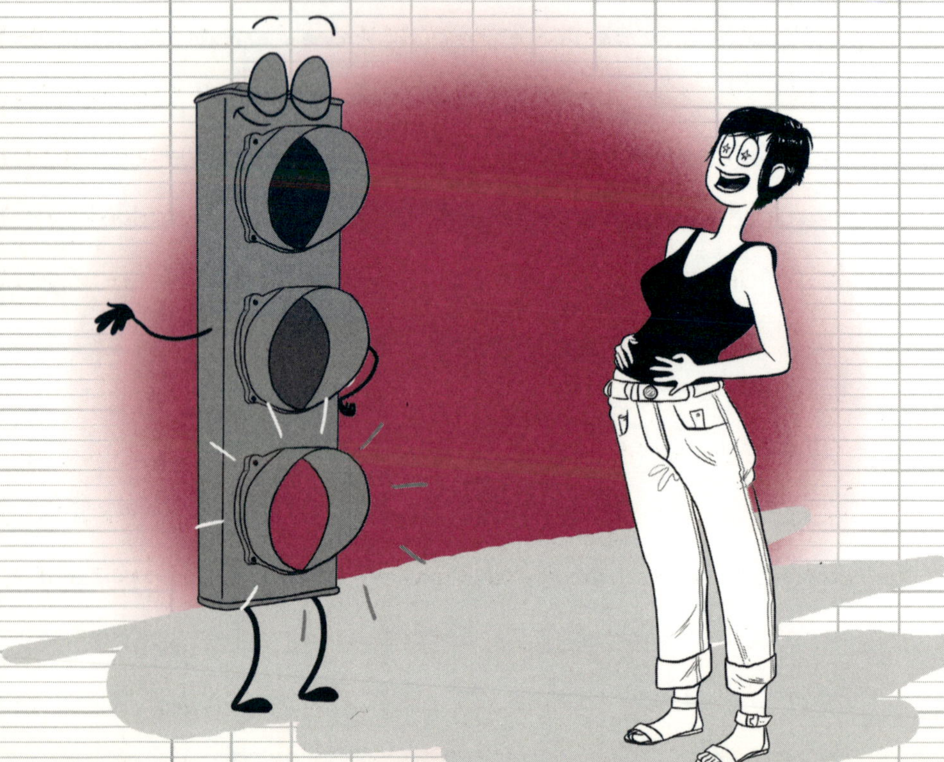
Si je me restreins lorsque j'ai une forte envie de manger, j'augmente le risque de céder à des compulsions alimentaires !

ORGANISATION DES REPAS ET GESTION DES ENVIES

LE BON TIMING: LA PRISE ALIMENTAIRE QUAND LA SENSATION DE FAIM EST PRÉSENTE

Comment faire si vous n'avez pas faim à l'heure de manger? Et si vos envies sont irrépressibles?

Je vous propose un exercice pour repérer plus précisément quelles sont vos envies de manger, à quel moment elles surviennent et quelles en sont les causes. À travers cet exercice, vous auto-observerez également les moments durant lesquels vous mangez alors que vous ne ressentez pas la faim.

À l'issue de ce travail, vous trouverez des solutions à mettre en place pour gérer vos prises alimentaires, sans restriction, de manière à pouvoir continuer à perdre du poids.

Comment gérer ce qui me fait manger sans faim?

1) Le repérage

Je vous propose de noter toutes vos prises alimentaires **durant 5 jours** sur votre carnet, comme dans l'exemple du tableau ci-après :

- Avant chaque prise alimentaire, notez votre faim sur une échelle de 1 à 10.
- Indiquez par démarcation (comme ci-après en couleur par exemple) à quel moment vous pensez avoir atteint la satiété.

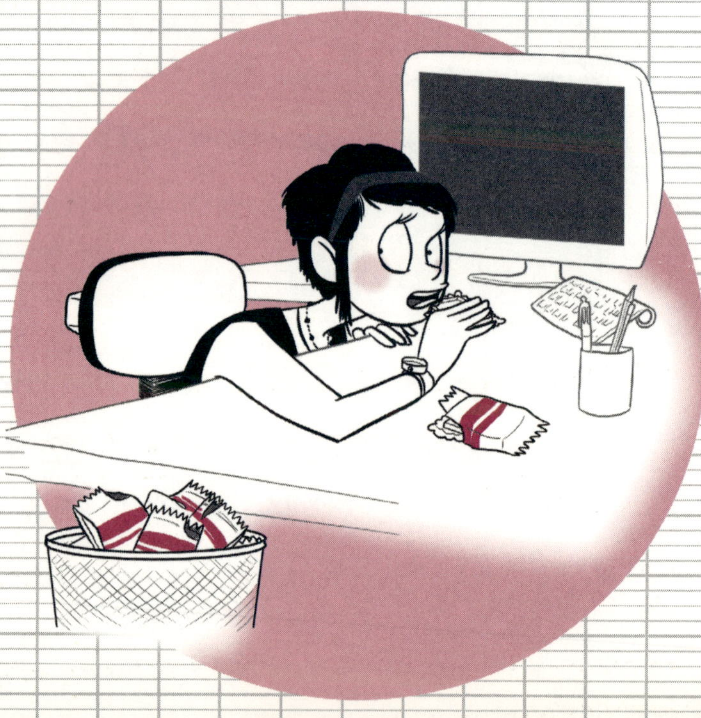

HEURE ? LIEU ? AVEC QUI ? EN FAISANT QUOI ?	QUOI ET COMBIEN ?	NOTER LA FAIM (de 1 à 10) IDENTIFIER LES « TROP »
Lundi matin, 6 h 30 À la maison avec mon fils	Café ¼ de baguette + 1 c. à c. de confiture	**Faim = 4**
	1 yaourt **1 orange pressée**	*Conseil d'équilibre alimentaire :* **peur d'avoir faim**
Lundi au déjeuner, 12 h 15 Au self, seule	Salade de pois chiches 2 filets de colin 6 c. à s. de riz	**Faim = 5**
	1 fromage blanc **1 crème dessert**	*Conseil d'équilibre alimentaire :* **Insatisfaction**
Lundi, 17 h 30 Au bureau, à l'anniversaire d'une collègue	**1 coupe de champagne** **Plusieurs petits cakes**	**Faim = 0** **Exposition/tentation**
Lundi au dîner, 20 h À la maison avec mon époux et mon fils À table devant la télévision	1 aile de poulet 4 petites pommes de terre sautées 1 assiette de salade verte + 2 c. à c. d'huile	**Faim = 3**
	1 boule de sorbet cerise	**Insatisfaction**
Lundi en soirée, 22 h 30 À la maison seule devant la télé	**5 gâteaux secs au chocolat**	**Faim = 0** *Émotion :* **anxiété**

Note : ce tableau utilisé à titre d'exemple a été rempli par un patient

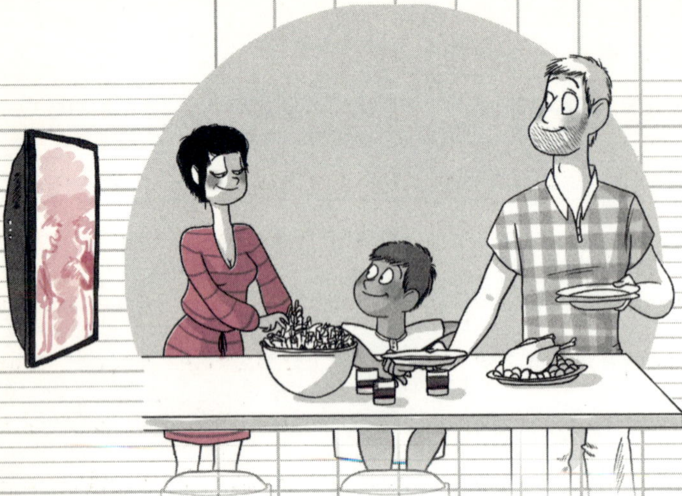

> **Bien faire la différence**
> - **Satiété:** je n'ai plus faim.
> - **Rassasiement:** je n'ai plus envie de manger.

Il s'agit de déterminer les situations qui vous empêchent de maigrir ou qui vous font grossir: c'est lorsque vous mangez trop, c'est-à-dire sans faim.

On mange trop de deux façons:

- **soit on commence à manger sans avoir faim;**
- **soit on continue à manger sans avoir faim, au-delà de la satiété.**

2) Les solutions

Deuxième travail: envisager des solutions qui vous correspondent, en vous référant aux situations que vous avez repérées et cochées au cours de l'exercice précédent.

Il peut arriver de ne pas/plus avoir faim, mais de manger tout de même:

Par difficulté à laisser ou à jeter des aliments.

Vous finissez votre assiette, par peur du gaspillage : rappelez-vous que ce n'est pas parce que nos sociétés occidentales de surconsommation deviendront obèses que d'autres ne mourront pas de faim de l'autre côté du monde. Nous avons été éduqués avec des valeurs d'après-guerre, alors que la nourriture était une denrée rare à économiser, et nous appliquons ces valeurs-là dans notre société actuelle qui pousse à surconsommer (publicité, pléthore de choix et de nouveaux produits.). Nous mangeons trop ! Il est donc pertinent d'acheter les aliments, de les cuisiner et de les servir à l'assiette, en juste quantité, et si la satiété se présente au cours du repas, ne pas hésiter à laisser, à mettre au frais ou à jeter le surplus, sans quoi il vous fera grossir.

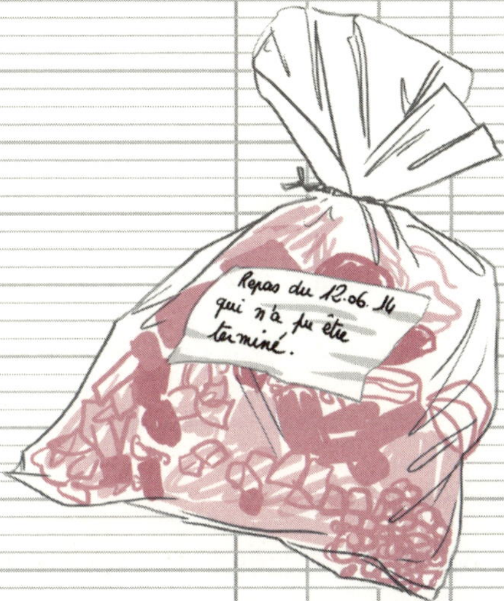
Repas du 12.06.14 qui n'a pu être terminé.

Par peur d'avoir faim plus tard dans la journée.

Vous mangez parfois par anticipation : un gros petit déjeuner pour tenir le coup, ou un déjeuner copieux « parce qu'il faut tenir jusqu'à ce soir, après la réunion », et hop ! Vous avez dépassé votre propre satiété ! Peut-être serait-il pertinent de s'arrêter à satiété, mais de prévoir un aliment de sécurité, une collation à emporter en cas de petite faim dans le cours de la journée?

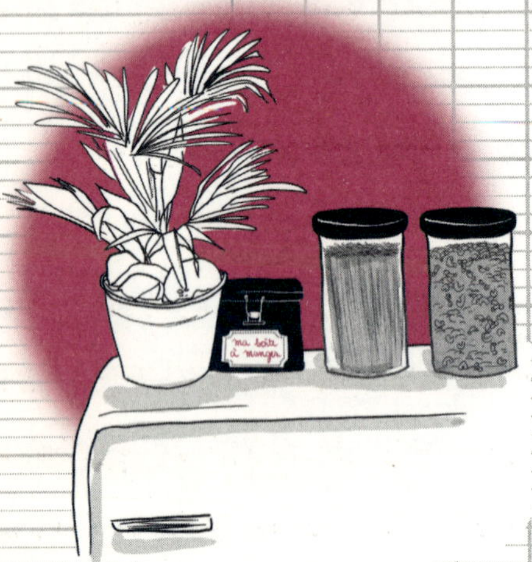

Par peur de manquer.

Vous craignez de ne pas retrouver dans votre assiette l'aliment si apprécié par tous vos sens, et générant tant de plaisir. Il est possible de vous rassurer en stockant votre «aliment plaisir» dans une petite mallette de secours, en cas de manque (bien à l'abri de vos chérubins ou de votre conjoint qui dévalisent vos placards) ou bien de repérer l'épicerie la plus proche de chez vous, ouverte 24 h/24, qui pourra vous approvisionner en cas de besoin. Vous les consommerez lorsque vous ressentirez la faim physique.

Par exposition à un aliment, par tentation.

Les croissants frais apportés par les collègues, les biscuits que les enfants ont laissés sur la table. Accordez-vous le droit de vous faire plaisir, mais dégustez-les en suivant le protocole de dégustation (voir p. 20). Puis vous constaterez que vous aurez moins faim au repas suivant, puisque votre organisme aura eu un acompte calorique ; vous mangerez donc moins au repas, et votre poids sera régulé ! Si toutefois vous avez faim au repas suivant, c'est que votre organisme a déjà éliminé les calories apportées, donc mangez sans culpabiliser !

Sous le coup d'émotions.

Elles ne sont pas spécifiques, elles peuvent être positives ou négatives, conscientes ou non, induites par les aliments ou extra-alimentaires, sans rapport direct avec la gravité ou la nature de l'événement. Elles peuvent entraîner une impulsivité alimentaire, c'est-à-dire une envie de manger irrépressible, une perte de contrôle, une incapacité à différer l'action de manger. Cette prise alimentaire là est causée en réalité par une certaine intolérance aux émotions.

Cela peut se gérer en 4 étapes :

1. La première fois que vous repérez une envie de manger sous le coup d'une émotion, vous pouvez accepter de manger pour vous calmer, et ne plus remanger tant que la faim ne réapparaît pas.

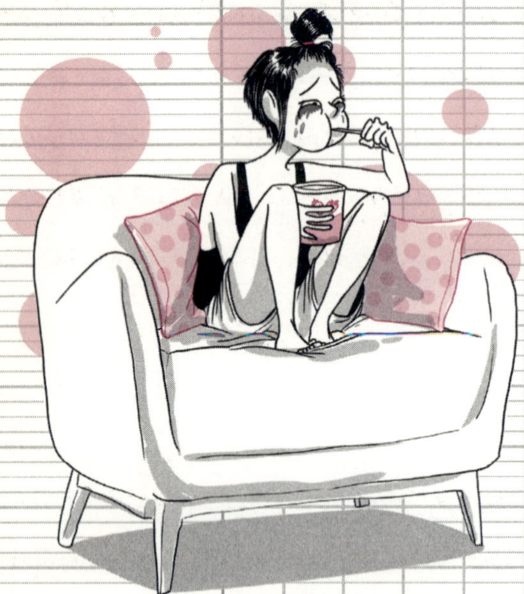

2. La seconde fois, vous pouvez également choisir l'aliment le plus réconfortant, celui qui vous rappelle de bons moments de l'enfance par exemple, même si c'est le plus riche et le plus calorique, et le déguster en pleine conscience comme dans le protocole de dégustation pratiqué précédemment (voir p. 20), puis attendre le retour de la faim avant de remanger.

3. La troisième fois, vous pouvez observer l'émotion intolérable, la nommer, en rechercher la cause, ressentir ses effets sur votre corps, attendre un peu en respirant profondément, puis déguster l'aliment le plus réconfortant et le plus calmant à vos yeux.

4. La quatrième fois, si vous vous sentez prêt, vous pouvez travailler sur votre tolérance émotionnelle, observer l'émotion, revoir le contexte l'ayant générée, dédramatiser, dissocier les circonstances qui ont généré cette émotion de vos sensations intérieures (envie de manger, ressenti) et tolérer cette émotion pénible quelques minutes. Après 10 minutes, l'inconfort et la frustration diminuent, et le côté intolérable s'estompe ainsi que l'envie de manger ! Je vous propose de noter tout ceci dans votre carnet. Si cela ne fonctionne pas, revenez à l'étape précédente, et choisissez de manger ou non. Il n'y a pas de bon ou de mauvais choix, il y a un choix : accepter, et collaborer de manière juste avec soi-même.

Selon le raisonnement du « tout ou rien ».

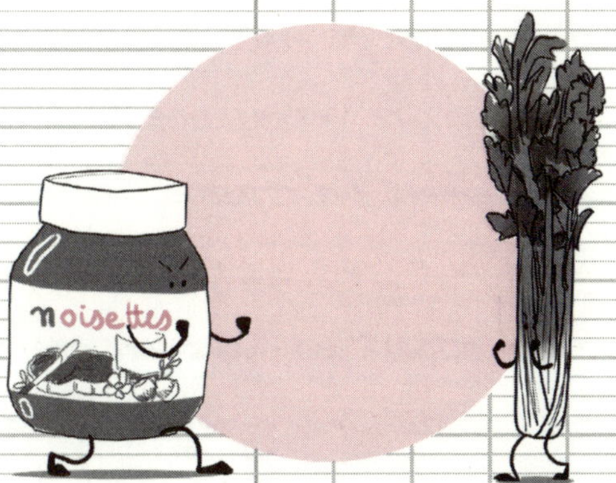

Il peut vous arriver de vous priver de certains aliments appréciés car vous les jugez néfastes pour votre poids. C'est ce que l'on appelle la restriction cognitive. Après vous être interdit maintes fois certains aliments que vous adorez manger, parce que vous les trouvez trop caloriques, il est possible que vous craquiez : je m'interdis le Nutella, et le jour où je me l'autorise, je mange le pot entier ! C'est le schéma de pensée du « foutu pour foutu », du « tout ou rien ». Vous pouvez alors accepter de réintroduire régulièrement cet aliment « plaisir » à des moments où vous ressentez la faim, ainsi il ne vous fera pas grossir (au goûter par exemple, lorsque le petit creux se fait sentir, ou pour le dessert) et vous diminuerez le risque de compulsions.

Par insatisfaction.

Si vous êtes arrivé à satiété à la fin du plat, mais que ce repas ne vous a pas apporté suffisamment de plaisir alimentaire et que vous avez envie (et non pas faim) de finir sur une touche sucrée, le dessert consommé sera de trop et votre corps le stockera. Vous pouvez donc choisir de garder le dessert pour le manger avec faim, mais plus tard. Vous pouvez choisir de savourer ce dessert en suivant le protocole de dégustation: cela vous permettra de prendre un maximum de plaisir et de satisfaire votre envie avec une petite quantité. Vous pouvez également anticiper et faire une dégustation approfondie de votre plat lors du repas suivant, en manger moins, et passer au dessert en ayant encore un peu faim pour que les calories de celui-ci soient brûlées.

Suite à des conseils d'équilibre alimentaire.

Il peut vous arriver de consommer un aliment sans avoir faim parce que celui-ci vous a été «prescrit» (pruneaux pour la constipation, yaourt pour le calcium, fruits pour être en phase avec le PNNS - Plan national nutrition santé - qui recommande 5 fruits et légumes par jour). Mais si vous n'avez pas faim, consommer cet aliment vous fera grossir : les 80 kcal apportées par une pomme seront stockées si vous les consommez alors que votre organisme n'est plus en mesure de brûler ! Donc, pensez à intégrer à votre repas « cet aliment nécessaire » et n'hésitez pas à diminuer la quantité du repas de manière à avoir encore faim lorsque vous allez consommer cet aliment nécessaire. Veillez à ce qu'il ne soit pas consommé en surplus !

Par fatigue/soif/douleur.

N'avez-vous jamais constaté que lorsque nous sommes fatigués, bien que nous ne ressentions pas la faim physique, nous mangeons parfois ? L'être humain n'écoute pas toujours son organisme, et au lieu de se reposer en cas de fatigue, de prendre des antalgiques en cas de douleur ou de boire en cas de soif, il a une réponse toute prête pour tenter de satisfaire un besoin particulier : il mange ! Pensez à vous recentrer sur vous, à identifier le besoin de votre organisme, et tentez d'y répondre avec la réponse la plus adaptée.
La nourriture, c'est la réponse adaptée pour fournir de l'énergie à l'organisme en cas de faim.

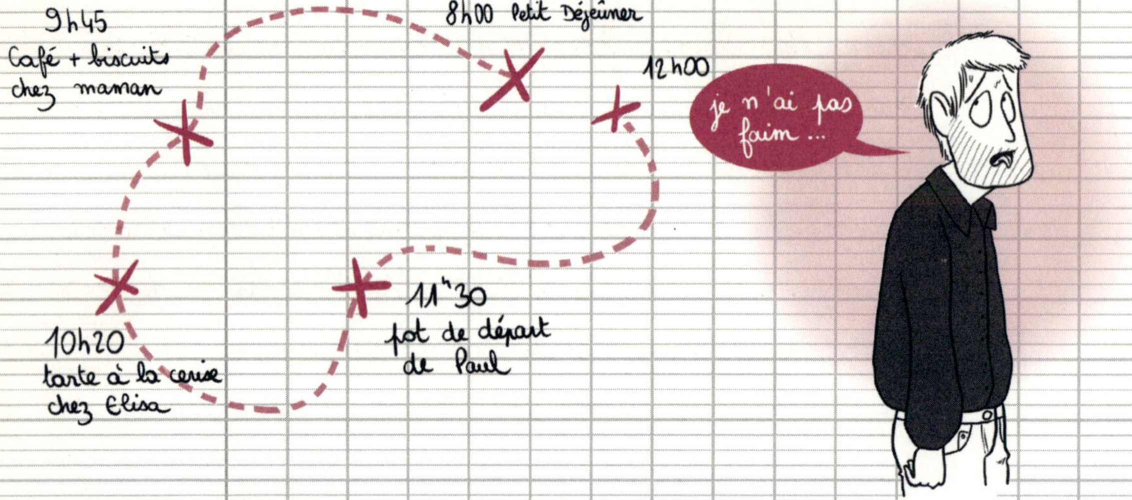

En raison d'obligations sociales ou familiales.

Il se peut que votre horaire de repas soit défini par votre employeur, ou par l'organisation de la vie familiale, et que vous passiez à table sans avoir faim, parce que c'est l'heure imposée. Que se passe-t-il lorsque l'on mange sans avoir faim? On grossit! Donc, à défaut de pouvoir décaler l'heure du repas, vous pouvez anticiper: il faut organiser votre journée alimentaire de façon à arriver aux heures de repas en ayant faim.

Par exemple, si votre repas de midi est prévu à 11 h du matin et que vous avez constaté (lors de l'expérience d'auto-observation du carnet alimentaire) que vous n'avez jamais faim à cette heure-là, vous pouvez diminuer votre petit déjeuner, voire même ne maintenir que l'hydratation (lait, thé, café), de manière à arriver à 11 h en ayant faim. De ce fait, votre organisme brûlera votre repas de 11 h.

Vous arrivez à organiser maintenant vos prises alimentaires, à respecter vos sensations de faim et de satiété, à gérer vos envies sans frustration et à perdre du poids. BRAVO !

ATTENTION : il ne faut pas chercher à perdre plus de 3 kilos par mois ni à vous affamer, car vous risquez de reprendre beaucoup de poids très vite.

Le but est donc d'atteindre votre poids de forme et de le pérenniser, en respectant vos sensations alimentaires.

ÉQUILIBRE NUTRITIONNEL, APPORTS VITAMINIQUES, PLAISIR ALIMENTAIRE, SILHOUETTE... TOUTES VOS QUESTIONS !

Si vous maîtrisez vos sensations alimentaires mais que vous vous inquiétez sur :

- **le risque de fonte musculaire ;**
- **le risque de carences en minéraux et vitamines ;**
- **le risque de s'autoriser des aliments gras, salés, sucrés.**

Je vous propose de tester quels sont les besoins nutritionnels de votre organisme, puis d'y répondre au mieux avec une mise en situation du ressenti des appétits spécifiques et un travail sur la restriction cognitive.

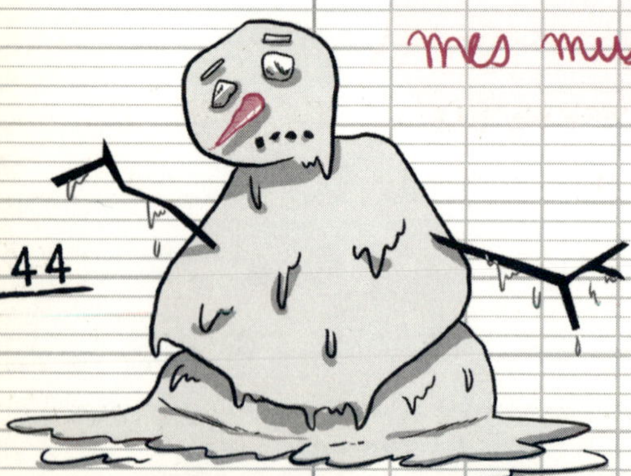

Comment assurer vos besoins nutritionnels et répondre à vos appétits spécifiques tout en assurant votre plaisir alimentaire?

Récit d'une expérience

Un homme s'est nourri exclusivement chez McDonald's pendant un mois à raison de 3 menus King Size par jour (avec obligation de finir le menu). Il a pris 11 kg et a développé des problèmes de foie. Un film en a été fait.

L'expérience a été réitérée après la sortie de ce film, mais avec des règles différentes.

Les volontaires mangeaient exclusivement de la nourriture servie chez McDonald's durant un mois, mais commençaient à manger en ayant faim et s'arrêtaient à satiété, sans obligation de finir quoi que ce soit.

Qu'a-t-on constaté au bout d'un mois, selon vous?

La réponse:

Aucun des sujets n'a pris de poids car chacun a consommé la quantité de nourriture (et donc la quantité

d'énergie, de calories) nécessaire à son organisme pour assurer son métabolisme de base.
En revanche, tous décrivaient des envies de fruits, de légumes frais, de poisson.

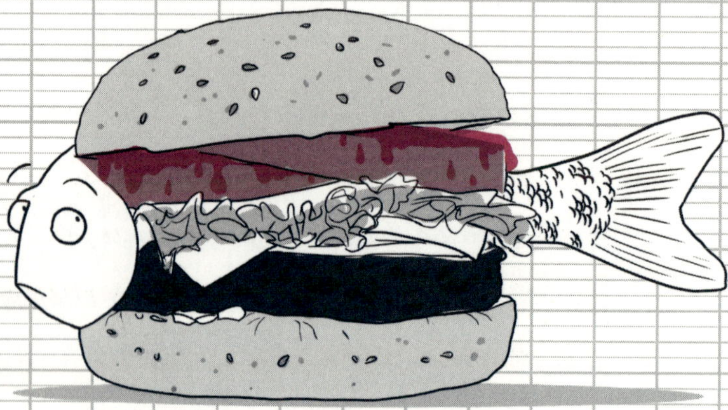

En effet, ils avaient envie d'aliments contenant les nutriments dont leur corps avait besoin : vitamines, minéraux, oméga.
C'est ce que l'on appelle les **« appétits spécifiques »** !
Donc, s'il vous arrive de ne pas manger équilibré pendant quelques jours, pas de panique. Mangez quand vous avez faim, ne dépassez pas la satiété et écoutez vos appétits spécifiques, qui vous permettront de réguler votre alimentation et d'éviter les carences.

L'équilibre alimentaire ne se joue pas sur un repas !

De la même manière, vous ressentirez des envies de viande ou de poisson si vous êtes en fonte musculaire et en carence protéique.

Vous pouvez accepter de vous faire plaisir en mangeant ce que vous aimez !

Tout comme la régulation du poids par l'écoute des sensations de faim et de satiété, tout comme la régulation des carences nutritionnelles par l'écoute des appétits spécifiques, il existe une **régulation du plaisir alimentaire**.

Je vous propose de tenter une expérience :

PLAISIR ALIMENTAIRE

=

SOULAGEMENT + SATISFACTION

1. Choisissez 2 exemplaires d'un aliment au goût **très apprécié (goût › 8)**, par exemple un gâteau, un fromage, un saucisson…
2. Supprimez le déjeuner habituel.
3. Attendez l'apparition d'une faim **tangible (› 8)** et consommez le premier gâteau (fromage).

Noter sur une échelle de 1 à 10 :

FAIM : 1 2 3 4 5 6 7 8 9 10
SOULAGEMENT : 1 2 3 4 5 6 7 8 9 10
GOÛT : 1 2 3 4 5 6 7 8 9 10
SATISFACTION : 1 2 3 4 5 6 7 8 9 10

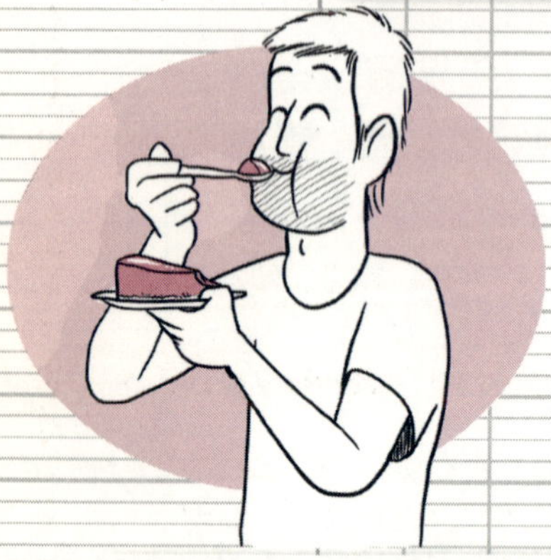

Le soulagement est une sensation obtenue dans les premières bouchées. Il est proportionnel à l'intensité de la faim. La note de soulagement ne peut être supérieure à la note de faim. Quand la faim est nulle, le soulagement est nul.

4. Complétez le repas en fonction de la faim.
5. Prenez le dîner habituel, dessert compris.
6. **Immédiatement à la suite** du dîner, consommez le deuxième gâteau (fromage).

Noter sur une échelle de 1 à 10 :

FAIM : 1 2 3 4 5 6 7 8 9 10
SOULAGEMENT : 1 2 3 4 5 6 7 8 9 10
GOÛT : 1 2 3 4 5 6 7 8 9 10
SATISFACTION : 1 2 3 4 5 6 7 8 9 10

Si le plaisir est nul ou très faible, il n'est pas obligatoire de se forcer à finir le gâteau.

Qu'en concluez-vous ?

....
....
....
....
....
....
....
....
....
....
....
....

À quel moment allez-vous consommer vos aliments plaisirs, dorénavant ?

....
....
....
....
....
....
....
....

(Réponse: à un moment où j'ai faim/en fin de repas à condition d'avoir encore faim.)

CES ÉMOTIONS QUI FONT MANGER

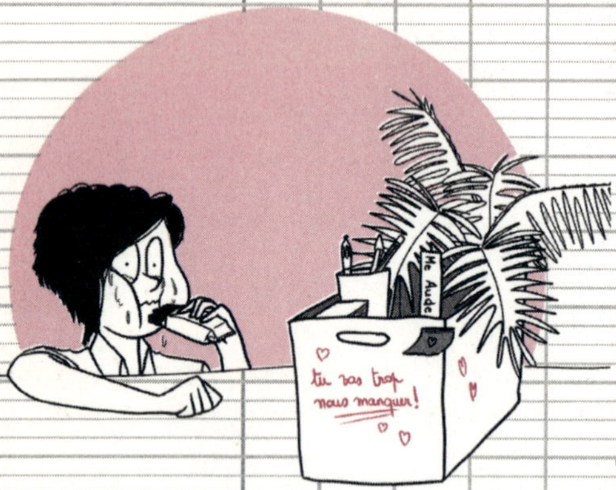

- ☐ Je rentre du travail et je mange, j'ai des difficultés à attendre le dîner et j'ai du mal à m'arrêter.
- ☐ Dès que j'ai une minute de répit au travail, je fonce au distributeur où je pille les biscuits et bonbons, que je planque dans mon tiroir.
- ☐ Avant d'affronter une contrainte, une obligation, une épreuve, je mange pour m'encourager.
- ☐ Je mange pour me féliciter d'avoir accompli une tâche pénible pour moi.
- ☐ Lorsque je suis en conflit avec un membre de mon entourage, cela me bouleverse, et je mange pour me calmer.
- ☐ Si je reçois une mauvaise nouvelle qui m'attriste, je mange pour tenir le coup.
- ☐ Je constate que je mange davantage quand je suis stressé.
- ☐ Avant un examen médical, un entretien professionnel, un événement qui me fait peur, je mange.

Vous mangez **en réponse à des émotions.**

Citez et identifiez les émotions qui vous font manger:

Les études scientifiques démontrent que l'acte alimentaire met en jeu les circuits de la récompense: je mange, cela stimule mes sens, et en réponse, mon cerveau sécrète de la dopamine (hormone du plaisir); du coup, je me sens très bien.

Manger permet donc d'atteindre une certaine sensation de bien-être ou d'apaiser certaines émotions négatives.

En revanche, si, après avoir mangé pour améliorer votre état émotionnel, vous culpabilisez, votre état émotionnel se dégrade à nouveau et l'envie de manger sera vite de retour. C'est ce que l'on appelle le trouble du réconfort.

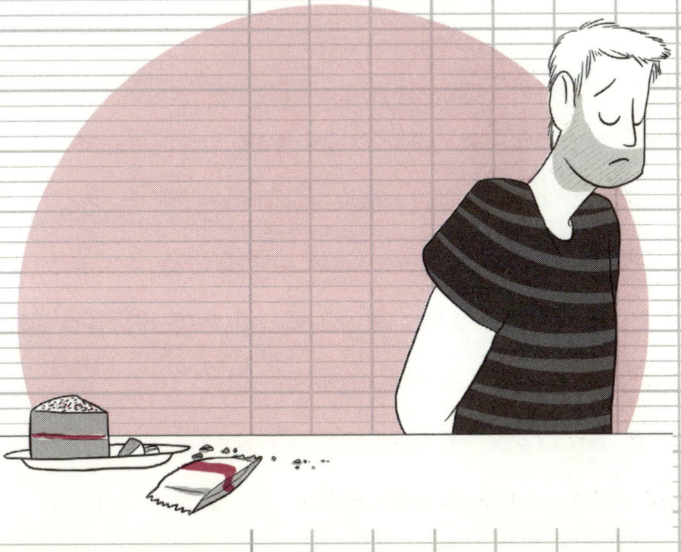

Petit exercice pour gérer son trouble du réconfort: "Je calme quoi?"

Quand vous vous surprenez à manger sans ressentir la faim, stop! Questionnez-vous: «Je calme quoi?»

....
....
....
....

Identifiez l'émotion ressentie à cet instant T: tristesse, peur, colère, frustration, angoisse?

....
....
....

Puis identifiez la source de cette émotion: quel(s) événement(s) en sont la source?

....
....
....

Cela va certainement permettre à votre niveau émotionnel de baisser d'un cran. Si toutefois l'envie de manger ne passe pas, vous pouvez décider de calmer vos émotions en mangeant, mais **pas avec n'importe quel aliment, et pas n'importe comment!**

Choisissez l'aliment le plus réconfortant, celui qui vous apporte le plus de plaisir en bouche, celui qui vous rappelle de bons souvenirs, quelle que soit sa valeur calorique.

Si vous choisissez d'apaiser vos émotions en mangeant un aliment light (galette de riz soufflé), celui-ci ne va pas stimuler vos papilles et votre cerveau ne va pas synthétiser la quantité de dopamine suffisante pour saturer vos récepteurs et canaliser l'envie. Ainsi, après avoir consommé votre aliment light, insatisfait, vous risquez de manger un autre aliment, puis encore un autre, avant de finir par craquer sur votre chocolat favori !

Donc choisissez votre aliment le plus réconfortant et dégustez-le selon le protocole de dégustation et d'analyse sensorielle vu précédemment.

Une petite quantité pourra suffire à apaiser votre émotion, et si vous remarquez que vous avez moins faim au repas suivant, vous pourrez diminuer les quantités que vous consommerez. Maintenant, vous savez apaiser vos émotions négatives avec certains aliments bien précis, selon un protocole précis, et vous perdez du poids.

CONTINUEZ !

Si vous souhaitez gérer ces émotions qui vous font manger, en amont, afin d'avoir un recours moindre à la nourriture, voici quelques outils.

Cesser de culpabiliser

(Je vous conseille le petit cahier d'exercices d'Yves-Alexandre Thalmann, **Pour vivre libre et cesser de culpabiliser**, aux éditions Jouvence.)

La culpabilité est un sentiment qui vient saboter les bons moments de la vie ; elle envahit notre existence et gâche notre bien-être. Et lorsque nous sommes mal, n'avons-nous pas tendance à manger pour nous apaiser ? Et lorsque nous mangeons, ne culpabilisons-nous pas ?

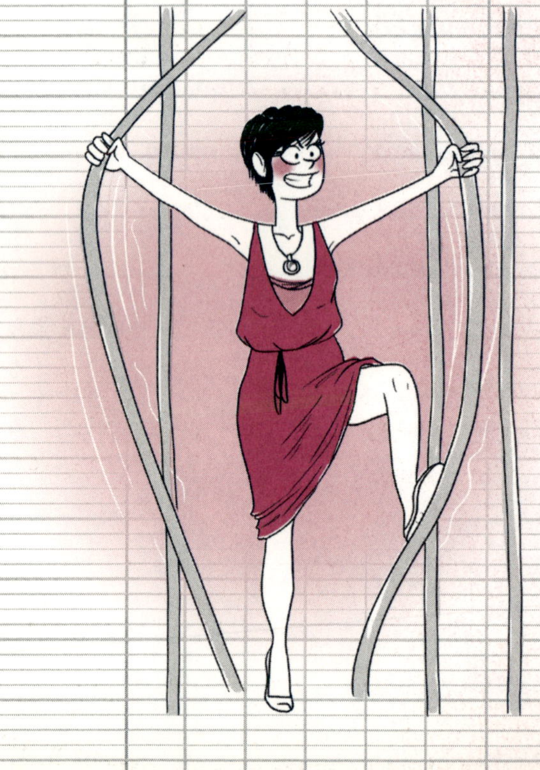

Et c'est le cercle vicieux : émotion négative > mal-être > prise alimentaire > culpabilité > mal-être, etc. Bonne nouvelle : il est possible de sortir de ce cercle vicieux et de se libérer de la culpabilité.

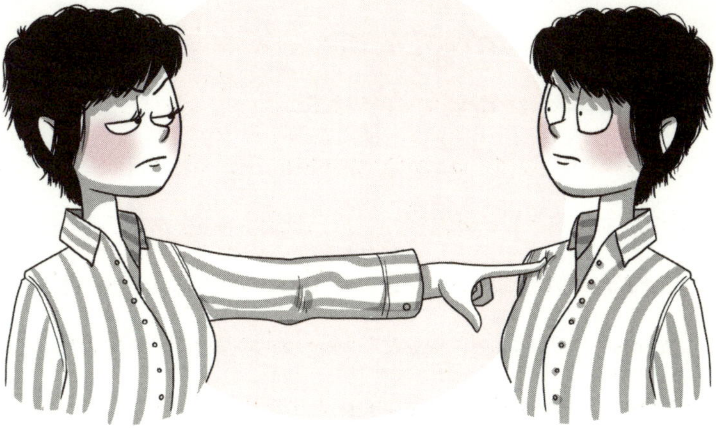

Exercices

• Listez les choses qui vous font culpabiliser (identifiez vos sources de culpabilité) :

- ☐ ....
- ☐ ....
- ☐ ....
- ☐ ....

• Si je ne me sentais pas coupable, je pourrais :

- ☐ manger ce fondant au chocolat qui me fait tant envie, et vous ?
- ☐ ....
- ☐ ....
- ☐ ....

La culpabilité n'est pas la honte : la honte est associée au regard des autres, la culpabilité est consécutive à une faute que nous avons commise.

La culpabilité normale est présente pour nous inciter à respecter les règles, à ne pas nuire à autrui ou à nous punir lorsque nous enfreignons ces règles par les mauvais moments que nous passons à culpabiliser (culpabilité d'avoir volé, causé un accident).

La culpabilité malsaine, elle, apparaît sans qu'aucune faute objective ne soit avérée (culpabilité de mieux réussir que ses frères et soeurs, de placer son enfant en garderie pour reprendre une activité professionnelle, de s'être autorisé cet apéritif avec des amis).

Reprenez votre liste de culpabilités et notez s'il s'agit d'une faute au sens légal du terme, avérée et quel est le tort subi par autrui. **Votre culpabilité est-elle légitime ?**
Ensuite, sur cette liste de culpabilités, après avoir repéré les culpabilités malsaines, notez la règle que vous pensez avoir transgressée (règle morale, religieuse, communautaire, familiale, personnelle ?).

Quel est le risque majeur que vous encourez pour avoir enfreint cette règle?

Situation	Pensée automatique	Pensée alternative	Comportement
J'ai envie de manger du chocolat.	Je suis nul, je vais grossir, je culpabilise.	Si je le déguste, une petite quantité me suffira et j'aurai moins faim au prochain repas. Donc, je ne grossirai pas.	Je déguste mon chocolat et j'attends d'avoir faim pour remanger.
Je n'ai plus faim, mais il en reste dans mon assiette.	Je ne vais pas gaspiller alors que d'autres meurent de faim.	Si je mange sans avoir faim ou que je dépasse la satiété, je stocke.	Je m'arrête de manger et je mets au frais pour plus tard.

Note : ce tableau utilisé à titre d'exemple a été rempli par un patient

Après cette petite réflexion sur vous-même, un peu de pratique: je vous propose de remplir ce tableau.

Constatez-vous l'impact sur votre comportement alimentaire?

Vous pouvez refaire cet exercice chaque fois que vous vous sentez en difficulté avec vos aliments et vos émotions.

CONCLUSION

Les recherches actuelles menées sur les problèmes de poids démontrent que l'alimentation a pour but de répondre à nos besoins physiques et énergétiques pour nous permettre de vivre, et qu'elle répond également à nos besoins psychiques au travers du plaisir alimentaire qu'elle procure.

L'alimentation ne s'intellectualise pas, elle ne se résume pas à un calcul apocalyptique de calories, non! Elle se ressent au plus profond de notre être par le biais des sensations alimentaires: faim, satiété, appétits spécifiques.

Nos pensées, liées à des croyances alimentaires du type «manger du sucre fait forcément grossir» ou liées à des injonctions sociales du type «il faut être mince pour être une personne de valeur, bien vue par les autres», nous mettent en situation de restriction cognitive - «je m'interdis certains aliments que j'aime et qui font grossir car je veux être mince» - et ces privations et frustrations entraînent souvent des compulsions, un dérèglement du comportement alimentaire; notre poids réel s'éloigne de notre poids d'équilibre, et c'est le cercle vicieux: «Plus j'essaie de maigrir, plus je grossis!» Donc, recentrez-vous sur votre ressenti!

Nos émotions, comme la culpabilité, l'angoisse entraînent également des pertes de contrôle lors des prises alimentaires. Plutôt que de lutter jusqu'à épuisement et «craquage» contre ces émotions récurrentes qui nous font manger, nous pouvons apprendre à les accepter. Cela consiste à considérer ces émotions négatives pour ce qu'elles sont, au moment où elles apparaissent : des phénomènes psychiques, des états d'âme seulement. Et en les laissant exister, celles-ci perdent en intensité et disparaissent. Une émotion est passagère. On peut alors décider librement de manger ou non, d'écouter nos sensations alimentaires en nous concentrant sur nous-mêmes, de déguster l'aliment le plus réconfortant pour nous, en pleine conscience.

Être à l'écoute des messages de notre vie intérieure, c'est prendre soin de soi. Et nous voilà en route vers une vie pleine de sens, plus juste avec nous-mêmes, et menant à une connexion bienveillante avec les autres.

Cette vie consciente permet de développer notre clarté sur nos valeurs, afin d'agir en accord avec nous-mêmes, plutôt que de nous soumettre aux diktats sociaux.

J'espère que ce petit cahier d'exercices vous a permis de prendre goût à cette nouvelle façon d'être, et qu'il vous aidera à savourer une «estime de soi» qui se développera chaque jour un peu plus, pour une vie nourrissante à tous points de vue, une vie croustillante authentiquement humaine et omnivore!

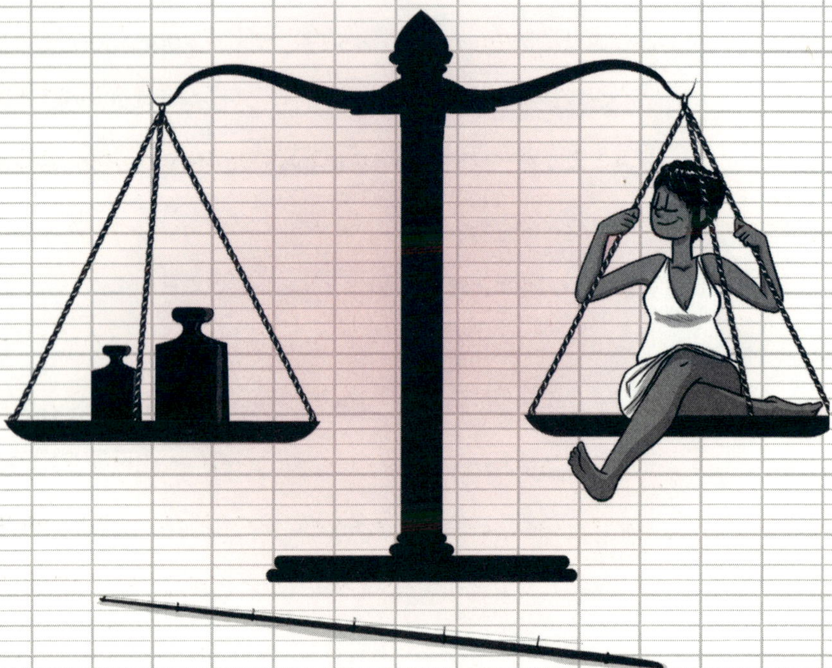

Mon aliment le plus réconfortant :

le fondant au chocolat *que me préparait ma grand-mère*

Elle mettait simplement :

- ☐ 250 g de chocolat ;
- ☐ 100 g de beurre ;
- ☐ 4 œufs ;
- ☐ 150 g de sucre ;
- ☐ 100 g de farine tamisée.

D'abord, elle préchauffait son vieux four, à 180 °C, thermostat 6.

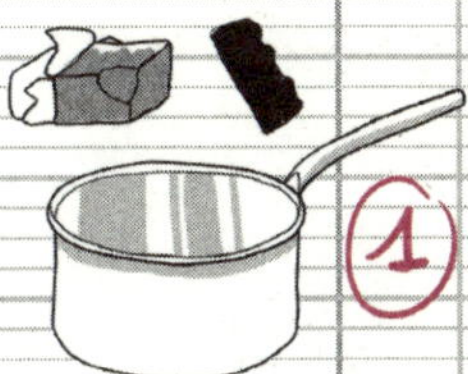

(1) Puis elle faisait fondre (de plaisir) le beurre et le chocolat dans sa casserole en fonte.

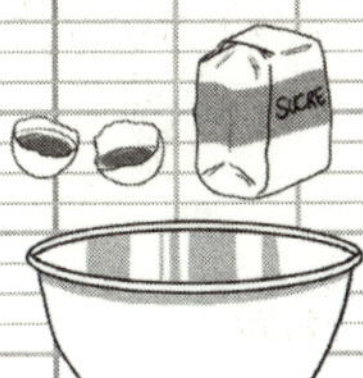

(2) Et elle battait le sucre et les œufs jusqu'à obtenir une mousse onctueuse dans un saladier de terre cuite.

(3) Ensuite, elle mélangeait délicatement le chocolat fondu avec cette mousse savoureuse.

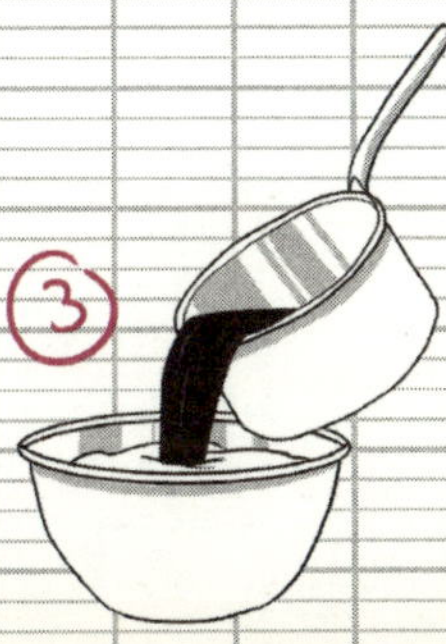

4 Et tout en douceur, elle incorporait la farine, peu à peu.

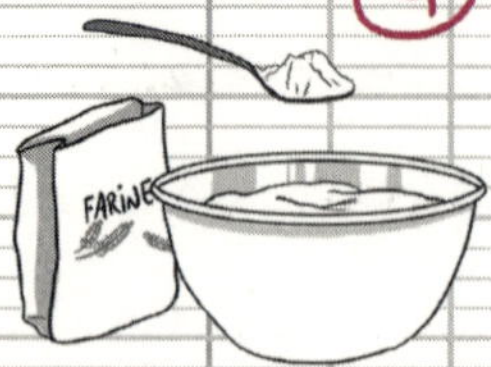

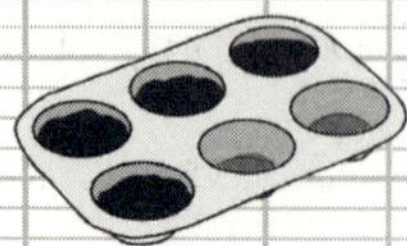

5 Enfin, elle versait cette pâte ainsi obtenue dans 6 ramequins (coquins), qu'elle avait pris soin de beurrer et de fariner.

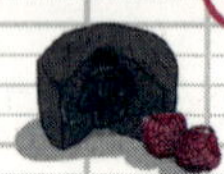

6 Après 10 minutes au four, elle démoulait délicieusement cette petite pâte au coeur fondant. Et elle filait dans son jardin cueillir quelques framboises. c'était ça, sa petite touche à elle!

Et lorsque nos ventres se mettaient à gargouiller, nous nous attablions, ensemble, et tous nos sens en éveil, nous dégustions son fondant dans la convivialité.

Et vous, quel est votre aliment le plus réconfortant?

Bon voyage au pays des saveurs et du plaisir!

Pour aller toujours plus loin

N'hésitez pas à consulter le site de l'auteur :

www.actifsante66.com

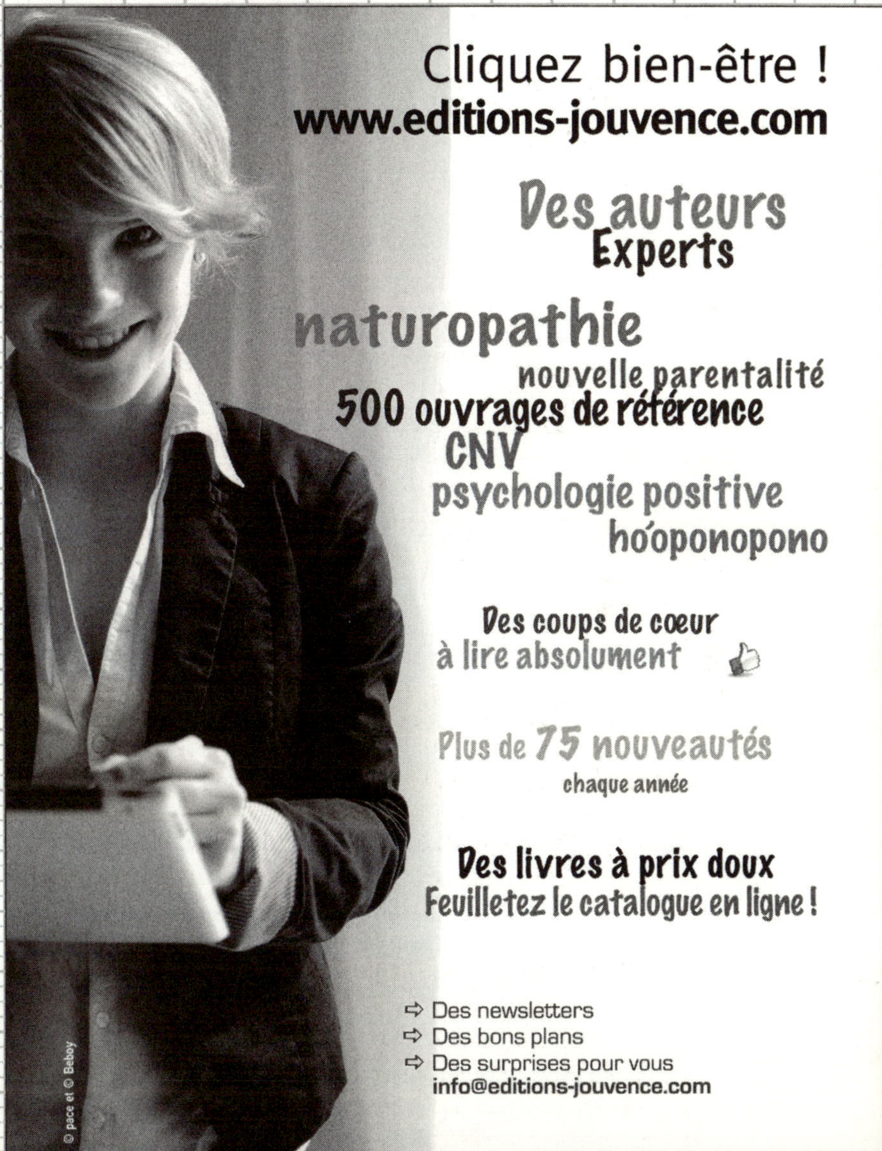

Achevé d'imprimer en France en septembre 2014
par l'imprimerie Hérissey à Évreux (Eure)
Dépôt légal : septembre 2014 - Nouvelle édition
N° d'impression : 123038

Ce livre est imprimé par Hérissey qui assure une stricte application
des règles concernant le recyclage et le traitement des déchets,
ainsi que la réduction des besoins énergétiques.